BEI GRIN MACHT SICH IHR WISSEN BEZAHLT

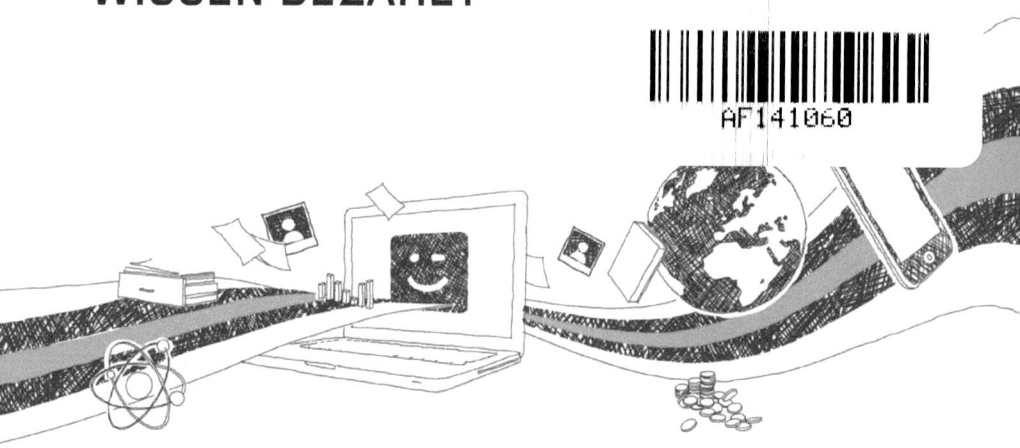

- Wir veröffentlichen Ihre Hausarbeit, Bachelor- und Masterarbeit

- Ihr eigenes eBook und Buch - weltweit in allen wichtigen Shops

- Verdienen Sie an jedem Verkauf

Jetzt bei www.GRIN.com hochladen und kostenlos publizieren

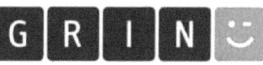

Bibliografische Information der Deutschen Nationalbibliothek:

Die Deutsche Bibliothek verzeichnet diese Publikation in der Deutschen National-
bibliografie; detaillierte bibliografische Daten sind im Internet über http://dnb.d-
nb.de/ abrufbar.

Impressum:

Copyright © 2021 GRIN Verlag
Druck und Bindung: Books on Demand GmbH, Norderstedt Germany
ISBN: 9783346484024

Dieses Buch bei GRIN:

https://www.grin.com/document/1030533

Madline Ehrentraut

Grundstrukturen des deutschen Gesundheitswesens. Die gemeinsame Selbstverwaltung von Markt und Staat

GRIN Verlag

GRIN - Your knowledge has value

Der GRIN Verlag publiziert seit 1998 wissenschaftliche Arbeiten von Studenten, Hochschullehrern und anderen Akademikern als eBook und gedrucktes Buch. Die Verlagswebsite www.grin.com ist die ideale Plattform zur Veröffentlichung von Hausarbeiten, Abschlussarbeiten, wissenschaftlichen Aufsätzen, Dissertationen und Fachbüchern.

Besuchen Sie uns im Internet:

http://www.grin.com/

http://www.facebook.com/grincom

http://www.twitter.com/grin_com

Was ist „gemeinsame Selbstverwaltung"?

Reflexionshausarbeit
zur Vorlesung Struktur des Gesundheitswesens
im Modul Institutionen und Akteure

Datum der Abgabe: 07.03.2021

Inhaltsverzeichnis

Abbildungsverzeichnis:

Abkürzungsverzeichnis:

BfArM – Bundesinstitut für Arzneimittel und Medizinprodukte

BMG – Bundesministerium für Gesundheit

BVA – Bundesversicherungsamt

BZgA – Bundeszentrale für gesundheitliche Aufklärung

DIMDI – Deutsches Institut für Medizinische Dokumentation und Information

DKG – Deutsche Krankenhausgesellschaft

EQ – Ergebnisqualität

F – Finanzierung

G-BA – gemeinsamer Bundesausschuss

GKV – gesetzliche Krankenversicherung

GKV-Spitzenverband – Spitzenverband Bund der Krankenkassen

IQTIG – Institut für Qualitätssicherung und Transparenz im Gesundheitswesen

IQWiG – Institut für Qualität und Wirtschaftlichkeit im Gesundheitswesen

K(Z)BV – Kassen(zahn)ärztliche Bundesvereinigung

LKG - Landeskrankenhausgesellschaft

R – Regulierung

RKI – Robert Koch-Institut

PEI – Paul-Ehrlich-Institut

PQ – Prozessqualität

SGB IV – Sozialgesetzbuch Vier

SGB V – Sozialgesetzbuch Fünf

SQ – Strukturqualität

T – Trägerpluralismus/Trägervielfalt

WHO – World Health Organization

1. Einleitung:

Bereits im Jahr 1948 definierte die World Health Organization (WHO) Gesundheit wie folgt: „Health is a state of complete physical, mental and social well-being and not merely the absence of disease or infirmity" (WHO, 2021). Die, durch die WHO definierte, „Gesundheit" lässt sich in Form eines gesundheitspolitischen Ziels in der deutschen Gesetzgebung, genauer gesagt im SGB V, wiederfinden. Dort heißt es: „Die Krankenversicherung als Solidargemeinschaft hat die Aufgabe, die Gesundheit der Versicherten zu erhalten, wiederherzustellen oder ihren Gesundheitszustand zu verbessern." (SGB V § 1). Die bundesdeutsche Gesundheitspolitik ist demnach für die Verbesserung der gesundheitlichen Lage und Lebensqualität der Bevölkerung zuständig, denn sich des bestmöglichen Gesundheitszustandes zu erfreuen, ist das Grundrecht jedes Menschen (vgl. WHO 2021). Nun stellt sich die Frage: Wie wird das deutsche Gesundheitssystem gesteuert, damit ein, der Definition nach, entsprechender Zustand der vollständigen Gesundheit der Bundesbürger*innen gewährleistet werden kann? Ein zentraler Begriff, der im Laufe der Ausarbeitungen geklärt werden soll, ist die „gemeinsame Selbstverwaltung": Wie spielen hier Markt und Staat zusammen? Die folgende Ausarbeitung beschäftigt sich, skaliert an den normativ-rechtlichen Vorgaben, mit der Struktur des Gesundheitswesens und den Prozessen, die innerhalb dieser Struktur ablaufen. Im ersten Schritt werden die Grundstrukturen des deutschen Gesundheitswesens vorgestellt und deren Zusammenspiel im Sinne der Systemsteuerung erläutert. Darauf aufbauend wird das Prinzip der Selbstverwaltung als eines der Grundprinzipien des Versorgungssystems erklärt, auf das eine Definition mit Hilfe der Sozialgesetzbücher IV und V folgt. In einem weiteren Schritt werden die Instanzen der Selbstverwaltung dargestellt und es findet eine Diskussion zur Beantwortung der Fragestellung statt. Den Abschluss der Arbeit bildet das Fazit.

2. Grundstrukturen des deutschen Gesundheitswesens:

Das bundesdeutsche Gesundheitswesen setzt sich aus der Interaktion der drei Bereiche Finanzierung, Trägerpluralismus und Regulierung zusammen. Wie sich in folgender Abbildung erkennen lässt, ist die Grundstruktur des Systems von dem Zusammenspiel dieser drei Dimensionen bzw. „Kräftefelder der Führung und Steuerung des Systems" (vgl. 1. Video Schulz-Nieswandt, 11.11.2020) geprägt.

Strukturanalyse (1)

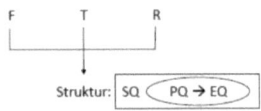

Abbildung 1: Strukturanalyse (1) (vgl. PPP Schulz-Nieswandt 11.11.2020: Morphologie als Metaphysik der Strukturanalyse des Gesundheits-, Pflege- und Sozialwesens)

Universales Ziel des Gesundheitswesens ist eine sozialstaatlich fundierte Gewährleistung und Förderung der Lebensqualität jedes Menschen (vgl. 1. Video Schulz-Nieswandt, 11.11.2020). Um dieses grundlegende Ziel bestmöglich erreichen zu können, bedarf es einer Struktur, die durch eine möglichst hohe Strukturqualität gekennzeichnet ist. Diese lässt sich anhand der Prozessqualität, sprich: „Was für Leistungsprozesse laufen ab?", und der Ergebnisqualität, also: „Welche Lebensqualität resultiert?", messen. Die bereits angesprochenen Dimensionen Finanzierung, Trägerpluralismus und Regulierung beschreiben grundlegende Merkmale, die die Struktur als Ganzes formen. Um die Bedeutung der einzelnen Dimensionen deutlich zu machen, werde ich die Bereiche zunächst getrennt darlegen, um in einem weiteren Schritt die Grundstruktur des Systems, wie sie sich aus der Interaktion von Regulierung, Finanzierung und Trägerpluralismus ergibt, zu erläutern.

a. Finanzierung

„Der hauptsächliche Finanzierungsträger für das deutsche Gesundheitssystem sind die verschiedenen Zweige der Sozialversicherung." (Simon 2017, S. 76). Dazu gehören unter anderem die gesetzliche Krankenversicherung, die soziale Pflegeversicherung, die gesetzliche Unfallversicherung, die gesetzliche Rentenversicherung und die gesetzliche Arbeitslosenversicherung (vgl. Land 2018, S. 26). Jedes sozialversicherungspflichtige Mitglied einer gesetzlichen Krankenkasse ist monatlich dazu verpflichtet, Sozialversicherungsbeiträge zu zahlen, dessen Höhe von der Bundesregierung festgelegt wird. Die Beitragszahlung wird von den Arbeitgeber*innen gesteuert, die die entsprechenden Anteile der Beiträge vom Bruttolohn abziehen und diese zusammen mit dem Arbeitgeber*innenanteil, dem im Jahr 2009 in Kraft getretenen Gesundheitsfond zufließen lassen. Zusätzlich münden Steuermittel und die Beitrage der Mitglieder in dem Gesundheitsfond, die sich in keinem oder einem minimalen Beschäftigungsverhältnis befinden (Rentner, Arbeitslose, Mini-Jobber). Aus diesem bekommen die gesetzlichen Krankenkassen für jedes Mitglied monatlich einen pauschalen Beitrag ausgezahlt, der sowohl die medizinischen als auch die administrativen Kosten decken soll. Die Auszahlungshöhe wird nach bestimmten Merkmalen wie zum Beispiel Alter, Geschlecht und Morbidität differenziert. Mittels des morbiditätsadjustierten Risikostrukturausgleiches können die Einnahmen der jeweiligen Krankenkassen an die Versichertenstruktur angepasst werden, sodass die Ungleichheiten in der Versicherungsstruktur der Krankenkassen ausgeglichen werden können (vgl. Land 2018, S. 32f.).

b. Trägerpluralismus

Die Dimension des Trägerpluralismus im deutschen Gesundheitssystem ist gekennzeichnet durch eine, von vielen verschiedenen Einrichtungen getragene, Leistungserbringung. Diese erfolgt nicht nur, wenn doch überwiegend, durch private Träger*innen, sondern auch durch freigemeinnützige und öffentliche Trägerschaften (vgl. Holzkämper 2018, S. 66f.). Zu den privaten Träger*innen gehören Unternehmen, Organisationen und Einzelpersonen (niedergelassene Ärzt*innen, Apotheken, private Krankenhäuser und Pflegedienste, etc.), „die Sach- und Dienstleistungen für die Krankenversorgung und Pflege zu erwerbswirtschaftlichen Zwecken erbringen und anbieten" (Simon 2017, S. 80). Als freigemeinnützige Träger*innen werden sowohl kirchliche und gemeinnützige Träger als auch Wohlfahrtsverbände bezeichnet, die eigene Krankenhäuser, Sozialstationen und Pflegeheime betreiben. Teil der öffentlichen Trägerschaft sind Bund, Länder, Gemeinden und Sozialversicherung, die jeweils eigene Versorgungseinrichtungen betreiben. Zum Beispiel steuert der Bund die Bundeswehrkrankenhäuser, während die Länder für die Universitätskrankenhäuser und psychiatrische Landeskrankenhäuser und die Gemeinden für eigene Einrichtungen der Krankenversorgung zuständig sind.

c. Regulierung

Die Regulierung des deutschen Gesundheitssystems erfolgt durch ein Zusammenspiel des Staates, der sich weitgehend auf eine allgemeine Rahmensetzung durch staatliche Vorgaben beschränkt, aber dennoch die oberste Instanz bildet, und den Akteuren der Selbstverwaltung, die für die Ausgestaltung des Versorgungssystems zuständig sind (vgl. BMG, 2021). Demzufolge sind die Verbände und Körperschaften der Selbstverwaltung von besonderer Bedeutung, weil sie eigenständig über die Organisation des Systems im Rahmen der gesetzlichen Vorgaben verhandeln und entscheiden können. Trotz alledem hat der Staat fortdauernd das Recht einzugreifen und Entscheidungen selber zu treffen, wovon er besonders dann Gebrauch macht, wenn es Uneinigkeiten zwischen den Instanzen der Selbstverwaltung gibt oder die Beschlüsse den gesetzlichen Rahmenbedingungen nicht entsprechen (vgl. Simon 2017, S. 70). Der Staat ist insofern kein einheitlicher Akteur, der selbstständig über die

Organisation des Gesundheitssystems entscheidet, sondern er wird bei der Regulierung von verschiedenen Akteuren auf verschiedenen staatlichen Ebenen und Institutionen unterstützt (s. Abbildung 3), auf die im späteren Verlauf der Arbeit detailliert eingegangen wird.

d. Systemsteuerung

Die bundesdeutsche Gesundheitsversorgung ist eine „mixed economy", die sich aus der Interaktion der Vertragsbeziehungen zwischen der Finanzierungsseite, der trägerpluralistischen Anbieterseite und der qualitätsbezogenen Regulierung ergibt (vgl. Video Schulz-Nieswandt, 22.01.2021). Es handelt sich demnach um ein „welfare" System, das unterschiedlich diese Akteure unter bestimmten Aspekten kombiniert (vgl. Video Schulz-Nieswandt, 11.11.2020).

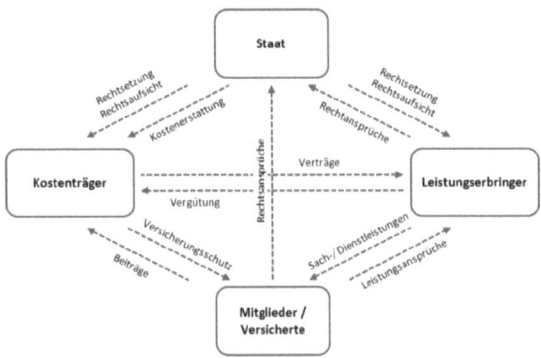

Abbildung 2: Grundstruktur des deutschen Gesundheitssystems (Simon, Michael (2017): Das Gesundheitssystem in Deutschland. Eine Einführung in Struktur und Funktionsweise. Auflage 6. Bern: Hofgrefe)

Dem System übergeordnet ist der Staat, der mittels seiner zentralen Instrumente, der Steuerung und Regulierung, den für alle Beteiligten verbindlichen rechtlichen Rahmen vorgibt, und als staatliche Verwaltung ihre Einhaltung binnen der Ausgestaltung durch die Instanzen der Selbstverwaltung beaufsichtigt. Zusätzlich versucht er durch bundesweit geltende gesetzliche Vorgaben für die vertragsärztliche Bedarfsplanung und Niederlassung, und die staatliche Krankenhausplanung der Länder, die Entwicklung der Leistungsstrukturen wichtiger Bereiche zu steuern. Allerdings sind hier der staatlichen Steuerung verfassungsrechtliche Grenzen gesetzt, weshalb sich von staatlicher Seite in diesem Bereich nur auf das Setzen wissenschaftlicher Anreize beschränkt werden kann. „Das hohe Maß an staatlicher Steuerung steht in einem engen Zusammenhang zum Sozialstaatsgebot des Grundgesetzes" (Simon 2017, S. 70). Der Staat hat die Aufgabe „durch die Ausgestaltung des Rechts die Bedingungen für eine ausreichende soziale Sicherung und Versorgung" (Simon 2017, S. 70) seiner Bürger*innen im Krankheitsfall zu schaffen. Leistungserbringende, Kostentragende und Versicherte sind dem Staat und seinen Rechtsvorschriften unterworfen. Bei den Leistungserbringenden reflektieren sich rechtliche Vorschriften, besonders bei der Regelung von Behandlung und Versorgung der Kranken und Pflegebedürftigen, und der Abrechnung und Vergütung von Leistungen gegenüber den Kranken- und Pflegekassen. Ebenso haben die Leistungserbringenden Ansprüche gegenüber dem Staat. Den Kostentragenden erstattet der Staat ein Teil ihrer Ausgaben für bestimmte Leistungen, die sie im Rahmen der rechtlichen Vorgaben den Versicherten gewähren. Die Mitglieder und Versicherten sind den staatlichen Rechtsvorschriften, insbesondere im Sinne des SGB V, unterworfen, die die Festlegung des Leistungskatalogs der GKV dirigieren. Die Leistungserbringung erfolgt innerhalb des staatlich vorgegebenen Rahmens in einem Dreiecksverhältnis zwischen Krankenversicherung, Leistungserbringenden und Versicherten. Die Mitglieder der GKV zahlen Beiträge, die es ihnen erlauben, Anspruch auf gesetzlich festgelegte Leistungen zu erheben. Zwischen Leistungserbringenden und Kostentragenden werden Verträge über die Behandlung der Versicherten geschlossen, in denen sich die Leistungserbringenden zur Behandlung der Versicherten verpflichten, während sich die Kostentragenden zur Zahlung der vorab festgelegten Vergütung subskribieren (vgl. Simon 2017, S. 81). Zusammengefasst wird deutlich, dass „sich der Staat weitgehend aus dem unmittelbaren Geschehen der gesundheitlichen Versorgung herausnimmt und die Verantwortung für die konkreten Leistungen auf die gesetzliche Krankenversicherung und die Leistungsanbieter überträgt" (Bäcker/Naegele/Bispinck 2020, S. 662). Dennoch ist und bleibt der Staat als übergeordnete Instanz stets verantwortlich für die Steuerung des Systems.

3. Selbstverwaltung als eines der Grundprinzipien der Gesundheitsversorgung

Die bundesdeutsche Gesundheitsversorgung basiert auf fünf, tief in der Geschichte und Kultur Deutschlands verwurzelten, Grundprinzipien, die primär für die gesetzliche Krankenkasse konstitutiv sind (vgl. BMG, 2021). Seit Januar 2009 herrscht für alle dauerhaft in Deutschland wohnenden Bürger*innen eine Versicherungspflicht. Diese gilt besonders für Arbeitnehmer*innen, die in der GKV pflichtversichert sind, wenn ihr monatliches Einkommen die Versicherungspflichtgrenze nicht überschreitet. Ist dies jedoch der Fall, ist es ihnen freigestellt, ob sie weiterhin als freiwilliges Mitglied in der GKV bleiben oder zu einer privaten Krankenversicherung wechseln möchten (vgl. Land 2018, S. 39). Die Beitragsfinanzierung innerhalb der Krankenkassen erfolgt über die Beiträge ihrer Mitglieder und richten sich nach dem individuellen Einkommen der Versicherten. Der aktuelle Beitragssatz (2021) liegt bei 14,6% des monatlichen Einkommens, von dem die Arbeitgeber*innen die Hälfte bezahlen. Der Anspruch auf medizinische Leistungen ist unabhängig von der jeweiligen Beitragshöhe und richtet sich nach dem Bedarf medizinischer Versorgung. Geregelt ist dies im Sinne des Solidaritätsprinzips, das besagt: „Alle gesetzlich Versicherten tragen gemeinsam die Kosten, die durch Krankheiten der einzelnen Mitglieder entstehen" (BMG 2021, S. 10). Die medizinisch notwendigen Behandlungen werden in Form von Sachleistungen erbracht, d.h., dass die Versicherten für erhaltene Leistungen nicht finanziell vorleisten müssen, sondern die Leistungserbringenden direkt mit den Krankenkassen abrechnen (vgl. Land 2018, S.45). Das für die Bundesrepublik Deutschland bedeutendste Prinzip ist das der Selbstverwaltung. Es grenzt nicht nur das deutsche Gesundheitssystem von anderen Systemen im internationalen Vergleich ab, sondern entlastet den Staat auch von Verwaltungsaufgaben. Diese überträgt er, für die Zwecke staatlicher Steuerung des Gesundheitswesens, auf die verschiedenen Organe der Selbstverwaltung, die verschiedene Aufgaben, durch spezifische Fachkompetenzen beherrschend, ausführen können. Die staatlichen Aktivitäten beschränken sich auf die gesetzliche Rahmensetzung und die Rechtsaufsicht, während alle weiteren Aufgaben und Entscheidungen, die die direkte Organisation, Ausgestaltung und Durchführung von Gesetzen im Bereich der sozialen Sicherung betrifft, auf die Organe der Selbstverwaltung übertragen werden (vgl. Simon 2017, S. 66). Die, von der Selbstverwaltung übernommenen, Aufgaben beinhalten zum Beispiel die Kontrolle der Geschäftsführung, die Überwachung und Entscheidung über den Einsatz der Beiträge, die Interessenvertretung der Versicherten und die Mitentscheidung über wichtige Grundsatzfragen. Dabei gilt es stets, die gesundheitspolitischen Prioritäten und eine bedarfsgerechte Verwendung der finanziellen Mittel aufeinander abzustimmen (vgl. BMG, 2021).

a. „Selbstverwaltung": Begriffsdefinition nach SGB IV und V

Zur Definition des Begriffes „Selbstverwaltung" wird das Sozialgesetzbuch IV (SGB IV), in dem die Vorschriften für Sozialversicherungsträger niedergeschrieben sind, und das Sozialgesetzbuch V (SGB V), das die Rahmenbedingungen für die gesetzlichen Krankenkassen vorgibt, herangezogen. Die grundlegenden Ziele der staatlichen Steuerung sind laut SGB V § 71 die „Beitragsstabilität" und § 72 „die Sicherstellung der vertragsärztlichen und vertragszahnärztlichen Versorgung". Zur Erreichung dieser Ziele hat der Staat die wesentlichen Aufgaben zur Organisation und Ausgestaltung des deutschen Gesundheitssystems an selbstverwaltende, öffentliche Körperschaften übertragen: „Die Träger der Sozialversicherung (Versicherungsträger) sind rechtsfähige Körperschaften des öffentlichen Rechts mit Selbstverwaltung" (SGB IV § 29 (1)). Das bedeutet, dass die Selbstverwaltungsorgane, laut § 44 im SGB IV paritätisch zusammengesetzt aus Versicherten und Arbeitgeber*innen, ihre Aufgaben in dem vom Staat vorgegebenen rechtlichen Rahmen in eigener Verantwortung für diesen übernehmen und ausführen. Das Selbstverwaltungsprinzip ist ein Ausdruck des Subsidiaritätsprinzips, bei dem es darum geht, dass die größere Instanz erst eingreifen soll, wenn die jeweils kleinere sich nicht zu helfen weiß: „Die Krankenkassen stellen den Versicherten (…) Leistungen unter Beachtung des Wirtschaftlichkeitsgebots (SGB V § 12) zur Verfügung, soweit diese Leistungen nicht der Eigenverantwortung der Versicherten zugerechnet werden" (SGB V § 2 (1)). Die Patient*innen sind Selbstverwalter ihrer persönlichen Gesundheit mit einem gewissen Grad an Eigenverantwortung, während sich die Aufgaben des Staates darauf beschränken so wenig wie möglich, dennoch so viel wie nötig einzugreifen. Demnach wird die Ausgestaltung des Systems den selbstverwaltenden Organen des öffentlichen Rechtes überlassen, die sich nach folgendem Grundsatz richten sollten: „Die Leistungen müssen ausreichend, zweckmäßig und wirtschaftliche sein, sie dürfen das Maß des Notwendigen nicht überschreiten." (SGB V § 12). Die zentrale Institution der Selbstverwaltung ist der Gemeinsame Bundesausschuss (G-BA), der sich aus der kassenärztlichen Bundesvereinigung, der deutschen Krankenhausgesellschaft und dem Spitzenverband Bund der Krankenkassen zusammensetzt (vgl. SGB V § 91), und dessen Hauptaufgabe sich wie folgt definiert: „Der Gemeinsame Bundesausschuss beschließt die zur Sicherheit der ärztlichen Versorgung erforderlichen Richtlinien über die Gewähr für eine (…) Versorgung der Versicherten" (SGB V § 92).

b. Instanzen der gemeinsamen Selbstverwaltung

Die nachfolgende Erläuterung der Instanzen der gemeinsamen Selbstverwaltung bezieht sich auf das im Anhang beigefügte Schaubild „Das Gesundheitssystem" (BMG, 2021), welches sich in drei Ebenen untergliedern lässt. Auf der Makroebene befinden sich Bund, Länder und Kommunen, die sich mit der Rahmengestaltung durch staatliche Vorgaben befassen. Die Bundesregierung, zusammengesetzt aus dem Bundestag und dem Bundesrat, entscheidet lediglich über die Gesetzgebung des gesamten Gesundheitswesens und überlässt die sonstige Ausgestaltung den Organen der Selbstverwaltung. Das Bundesministerium für Gesundheit (BMG) ist „federführend im Bereich der Gesundheitspolitik" (BMG, 2021) und konzipiert Gesetzesentwürfe, Rechtsverordnungen und Verwaltungsvorschriften, während es zusätzlich eine Aufsichtsfunktion über verschiedene Institute erfüllt. Ihm sind sechs Institute unterlegen, die sich mit übergeordneten gesundheitlichen Aufgaben befassen und Gesetzesentwürfe weiter erarbeiten und ausführen: das Bundesinstitut für Arzneimittel und Medizinprodukte (BfArM), das Deutsches Institut für Medizinische Dokumentation und Information

(DIMDI), das Bundesversicherungsamt (BVA), das Robert Koch-Institut (RKI), das Paul-Ehrlich-Institut (PEI), die Bundeszentrale für gesundheitliche Aufklärung (BZgA) und der Gemeinsame Bundesausschuss (G-BA). Zusätzlich stehen dem BMG Drogen- und Patientenbeauftragte der Bundesregierung für Belange der Patient*innen zur Seite. Auf der Mesoebene befinden sich die Organe der Selbstverwaltung mit ihren Körperschaften und Verbänden. Sie bilden eine Struktur von korporatistischen Verbänden, d.h., dass sie vom Staat in die Regulierung des Gesundheitswesens mit eingebunden werden, und für die Ausgestaltung des Gesundheitswesens zuständig sind (vgl. der Querschnitt, 2021). Das oberste und wichtigste Gremium der Selbstverwaltung ist der G-BA, dessen Auftrag es ist, bindende Grundsatzentscheidungen über die Ausgestaltung und Konkretisierung des Leistungskatalogs zu fällen, sowie dafür zu sorgen, dass die Patient*innen nach dem neusten Stand der Wissenschaft behandelt werden (vgl. BMG, 2021). Bei der Ausführung der Aufgaben richtet sich der G-BA vor allem nach dem in § 12 des SGB V definierten Wirtschaftlichkeitsgebot, das besagt, dass die im Leistungskatalog festgelegten Leistungen notwendig, ausreichend und wirtschaftlich sein sollen. Der G-BA setzt sich aus dreizehn stimmberechtigten Mitgliedern und fünf Patientenvertreter*innen zusammen. Innerhalb der stimmberechtigten Mitglieder wird unterteilt zwischen fünf von Seiten der Leistungserbringenden, fünf von Seiten der Kostentragenden und drei unparteiischen Mitgliedern, von denen einer die Rolle des Vorsitzenden übernimmt. Zu den Leistungserbringenden gehören drei Vertreter*innen der Kassen(zahn)ärztlichen Bundesvereinigung (K(Z)BV) und zwei der Deutschen Krankenhausgesellschaft (DKG), während sich die Partei der Kostentragenden aus fünf Vertreter*innen des Spitzenverband Bund der Krankenkassen (GKV-Spitzenverband) zusammensetzt. Das Patienteninteresse wird durch fünf Mitglieder der akkreditierten Patientenverbände vertreten, die zwar über ein Mitberatungs- und Antragsrecht, jedoch kein Stimmrecht verfügen. Zusätzlich wird der G-BA durch das Institut für Qualitätssicherung und Transparenz im Gesundheitswesen (IQTIG) und das Institut für Qualität und Wirtschaftlichkeit im Gesundheitswesen (IQWiG), das Gutachten und Stellungnahmen zu Fragen des Nutzen, der Qualität und Wirtschaftlichkeit diagnostischer und therapeutischer Verfahren verfasst, unterstützt (vgl. BMG, 2021). Auf der Mikroebene befinden sich die für die konkrete Versorgung zuständigen Instanzen (Krankenkassen, Ärzteschaft, Krankenhäuser, etc.), die ihre Interessen durch verschiedene Verbände vertreten lassen. Dazu gehören: die Landeskrankenhausgesellschaft (LKG), die Kassen(zahn)ärztliche Vereinigung (K(Z)V), die Landesverbände der Krankenkassen und die Landesgesundheitsministerien.

4. Diskussion

Die vorangegangenen Ausarbeitungen, bezüglich der Grundstrukturen und -prinzipien des Gesundheitssystem, der Definition des Begriffes „Selbstverwaltung" und die Darstellung derer Instanzen, führen uns nun zu der Frage: Was ist gemeinsamen Selbstverwaltung und wie spielen hier Staat und Markt zusammen? „Als gemeinsame Selbstverwaltung wird die Gesamtheit von Gremien bezeichnet" (Simon 2017, S. 73), in denen die Vertreter*innen der selbstverwaltenden Organe, das heißt der K(Z)BV, DKG und GKV-Spitzenverband, zusammen mit drei unparteiischen Mitgliedern „untergesetzliche Regelungen beschließen, die für alle Krankenkassen, zugelassenen Leistungserbringenden und Versicherten der gesetzlichen Krankenkasse verbindlich sind." (Simon 2017, S. 73). Die gemeinsame Selbstverwaltung findet ausschließlich oberhalb der Mikroebene statt. Genauso wie die individuellen (Zahn)Ärzt*innen, Krankenkassen und Krankenhäuser ihre Interessen durch die zuständigen Verbände auf der Mesoebene repräsentieren lassen, sind die Patient*innen zwar zunächst selbstverwaltend für ihre persönliche Gesundheit zuständig, aber ihre Interessen werden dennoch durch die selbstverwaltenden akkreditierten Patientenverbände vertreten. Im Rahmen der Mesoebene findet die gemeinsame Selbstverwaltung nicht nur auf der Bundesebene statt, dessen oberstes und wichtigstes Gremium der G-BA darstellt, sondern auch innerhalb der einzelnen Organe, verwalten sie sich selbst. So existiert zum Beispiel sowohl die Selbstverwaltung der Krankenkassen als auch die vertragsärztliche Selbstverwaltung. Trotz alledem unterliegen alle Entscheidungen der gemeinsamen Selbstverwaltung der staatlichen Rahmensetzung und Aufsicht (vgl. Simon 2017, S. 191). Dies führt uns dazu, das Zusammenspiel zwischen Markt und Staat präziser zu beleuchten. Eine zentrale Bezeichnung, die „lange Zeit als Dritter Weg zwischen Staat einerseits und der Steuerung durch einen unregulierten Markt andererseits" (Schulz-Nieswandt 2019, S. 46) galt, ist „Neo-Korporatismus". Der Begriff ist ein politikwissenschaftlicher Fachausdruck, der die Inkorporierung von gesellschaftlichen Gruppen an politischen Entscheidungsprozessen beschreibt. „Besonders im bundesdeutschen Gesundheitssystem entwickelte sich dieser Dritte Weg zu einer gemeinsamen Selbstverwaltung von Körperschaften/Anstalten des öffentlichen Rechts." (Schulz-Nieswandt 2019, S. 46). Das deutsche Gesundheitssystem ist eines der komplexen Vielfachsteuerung, in dem sich ein Konglomerat aus staatlichen, marktlichen und verbandlichen Elementen befindet. Der Staat setzt die rechtlichen Rahmenbedingungen und delegiert die Aufgabe der Organisation und Ausgestaltung, sprich der konkretisierenden und verbindlichen Regelsetzung, an nachgeordnete Verbände, die zur Verfolgung öffentlicher Ziele verpflichtet sind. Die Verbände können ihre Interessen selbstständig diskutieren und ausgestalten, und unterliegen keiner direkten staatlichen Kontrolle. Demnach stehen die selbstverwaltenden Verbände in der Silhouette des Staates, der die Bildung der Interessenverbände staatlich kontrolliert und an dem sie sich grundsätzlich orientieren müssen. Das Zusammenspiel zwischen Staat und Markt ist von gegenseitigem Nutzen geprägt, denn der Staat räumt den Verbänden das Recht ein, sich an politischen Prozessen zu beteiligen, während er selbst von den Fachkompetenzen der Verbände profitiert.

5. Fazit

Mit vorliegender Hausarbeit sollte eine Definition der „gemeinsamen Selbstverwaltung" und darauf aufbauend das Zusammenspiel zwischen Staat und Markt präsentiert werden. Mit Hilfe einer detaillierten Darstellung der Grundstrukturen und -prinzipien des bundesdeutschen Gesundheitssystems, sowie einer Begriffsdefinition der Selbstverwaltung und darauffolgendem Vorstellen derer Instanzen, wurde die Begriffsdefinition und die Interaktion zwischen Staat und Markt veranschaulicht und zuletzt diskutiert. Unter gemeinsame Selbstverwaltung versteht man die Gesamtheit aller Gremien, dessen zentrales Entscheidungsgremium der gemeinsame Bundesausschuss darstellt. Seine Aufgabe ist die Steuerung der medizinischen Versorgung mittels Umsetzung der gesetzlichen Rahmenbedingungen durch Richtlinien. Das Zusammenspiel zwischen Staat und Markt findet in Form einer neo-korporatistischen Inkorporation statt, das von gegenseitigem Nutzen geprägt ist. Während der Staat rechtliche Rahmenbedingungen vorgibt, ist der Markt als Zusammensetzung selbstverwaltender Organe dafür zuständig, das Gesundheitssystem im Sinne staatlicher Rahmenbedingungen auszugestalten. Die vorliegende Hausarbeit betrachtet ausschließlich die Zusammenhänge zwischen Staat und Markt als grundlegendes Fundament des bundesdeutschen Gesundheitssystem. Interessant wäre im nächsten Schritt zu untersuchen, inwiefern und auf welche Art und Weise sich der Staat in die gemeinsame Selbstverwaltung einschalten würde, wäre er, mal angenommen, mit den Leistungen der Selbstverwalter nicht zufrieden.

6. Literaturverzeichnis:

Bäcker, Gerhard/ Naegele, Gerhard/ Bispinck, Reinhard (2020): *Sozialpolitik und soziale Lage in Deutschland – Ein Handbuch.* Auflage 6. Wiesbaden: Springer Fachmedien.

Bundesministerium der Justiz und für Verbraucherschutz (2021): *Sozialgesetzbuch (SGB) Viertes Buch (IV) – gemeinsame Vorschriften für die Sozialversicherung – (Artikel 1 des Gesetzes vom 23.12.1976, BGBl. I S. 3845).* Online unter: https://www.gesetze-im-internet.de/sgb_4/ (letzter Zugriff: 28.02.2020).

Bundesministerium der Justiz und für Verbraucherschutz (2021): *Sozialgesetzbuch (SGB) Fünftes Buch (V) – Gesetzliche Krankenversicherung – (Artikel 1 des Gesetzes v. 20. Dezember 1988, BGBl. I S. 2477).* Online unter: https://www.gesetze-im-internet.de/sgb_5/ (letzter Zugriff: 28.02.2021).

Bundesministerium für Gesundheit (2021): *Das deutsche Gesundheitssystem.* Online unter: https://www.bundesgesundheitsministerium.de/fileadmin/Dateien/5_Publikationen/Gesundheit/Broschueren/200629_BMG_Das_deutsche_Gesundheitssystem_DE.pdf (letzter Zugriff: 27.02.2021).

Der Querschnitt – Das Informationsportal der Manfred-Sauer-Stiftung (2021): *Das Gesundheitssystem und seine Akteure.* Online unter: https://www.der-querschnitt.de/archive/15189 (letzter Zugriff: 01.03.2021).

Holzkämper, Hilko (2018): *Kompendium Gesundheitsökonomie - Strukturen, Institutionen, Finanzierung.* Auflage 1. Herne: NWB Verlag GmbH & Co.KG.

Land, Beate (2018): *Das deutsche Gesundheitssystem – Struktur und Finanzierung: Wissen für Pflege und Therapieberufe.* Auflage 1. Stuttgart: W. Kohlhammer Verlag.

Schulz-Nieswandt, Frank (2019): *Person-Selbsthilfe-Genossenschaft-Sozialversicherung-Neo-Korporatismus-Staat: Transformationen des frei-gemeinwirtschaftlichen Mutualismus zwischen Lebenswelt und System.* Auflage 1. Baden-Baden: Nomos Verlagsgesellschaft mbH & Co.KG.

Schulz-Nieswandt, Frank (11.11.2020): *1. Video: Einführung in Inhalt, Ziel und Struktur der Vorlesung*. Online unter: https://www.ilias.uni-koeln.de/ilias/ilias.php?ref_id=3664021&eid=a92a1f78-cd3d-45cb-bd00-f10a865f68d1&cmd=streamVideo&cmdClass=xoctplayer-gui&cmdNode=wn:os:17v:186&baseClass=ilrepositorygui (letzter Zugriff: 02.03.2021).

Simon, Michael (2017): *Das Gesundheitssystem in Deutschland. Eine Einführung in Struktur und Funktionsweise.* Auflage 6. Bern: Hofgrefe.

World Health Organization (2021): *What is the WHO Definition of Health?*. Online unter: https://www.who.int/about/who-we-are/frequently-asked-questions (letzter Zugriff: 21.02.2021).

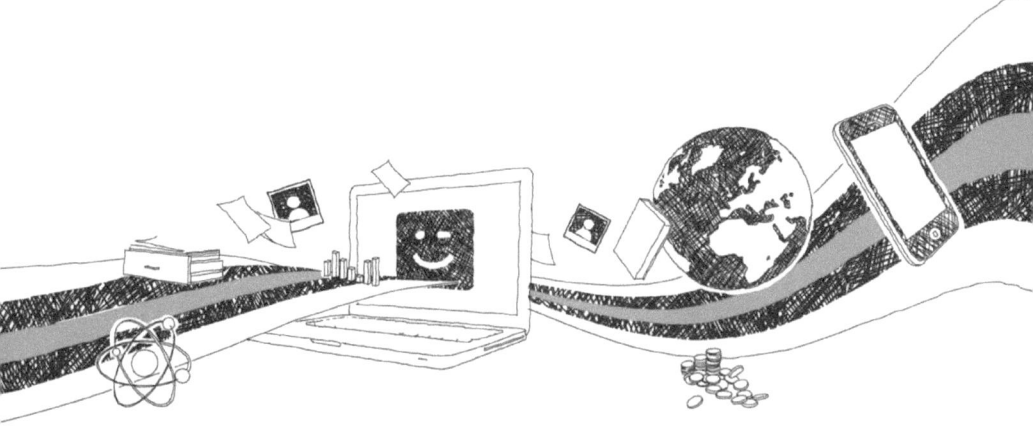
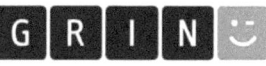